EAU MINÉRALE

NATURELLE

DE SCHWALHEIM

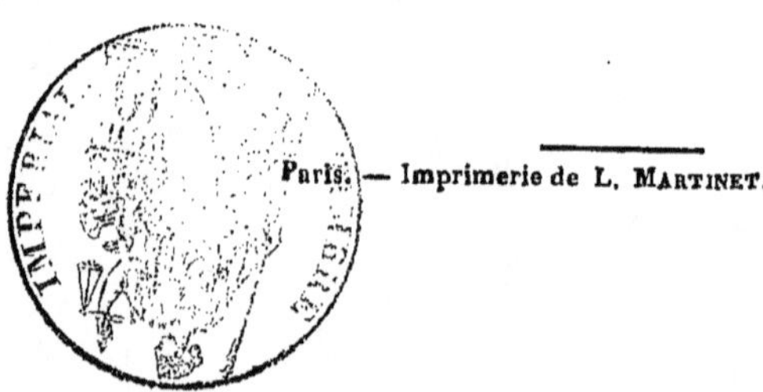

Paris. — Imprimerie de L. MARTINET, 2, rue Mignon.

NOTICE

SUR

L'EAU MINÉRALE

NATURELLE

DE SCHWALHEIM

(HESSE-ÉLECTORALE)

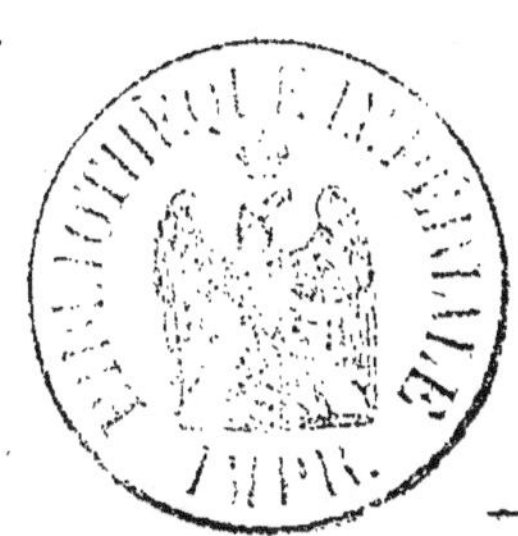

PARIS

LIBRAIRIE DE VICTOR MASSON

PLACE DE L'ÉCOLE-DE-MÉDECINE

1857

EAU MINÉRALE

NATURELLE

DE SCHWALHEIM.

La source de Schwalheim est située à 2 kilomètres de Nauheim près Francfort-sur-Mein, dans la vallée de la Wetter, entre les villages de la Hesse-Électorale, Schwalheim et Dorheim, localité ravissante dont les beautés pittoresques, célébrées par le spirituel poëte français, M. Méry, attirent chaque jour un grand nombre de promeneurs.

Cette source, très ancienne, était connue des

Romains, car à diverses époques on y a trouvé des médailles fort bien conservées à l'effigie des empereurs Vespasien, Titus, Domitien, Nerva, Trajan, Antonin, etc.; et à peu de distance, au nord de Friedberg, existent encore les traces d'une voie romaine.

Au xvi° siècle, Jacobus Theodorus Tabernæmontanus, dans un ouvrage spécial (1), exalta les vertus des eaux de Schwalheim : en 1785, Ehrmann, célèbre praticien de Francfort, a publié les merveilleux résultats qu'il avait obtenus de leur administration dans les cas de goutte, gravelle, hypochondrie et affections gastriques : à cette même époque, le savant Gaertner de Hanau en a donné pour la première fois une analyse complète (2); depuis, Schatzmann, médecin à Schwalheim (3), Kritter de

(1) *Trésor d'eau minérale de Schwalheim.* Francfort, 1589.

(2) Gaertner, *Dissertations de Crell pour les progrès de la chimie*, t. I, p. 83.

(3) Schatzmann, 1810.

Friedberg (1), Würzer de Marbourg (2), le docteur
Bodé, médecin actuel de Nauheim (3), ont confirmé
les excellentes propriétés de cette source. Enfin, en
1856, M. le docteur Rotureau de Paris, qui vient de
faire une étude spéciale des eaux de Nauheim et de
Schwalheim, s'exprime ainsi (4) : « L'eau de Schwal-
» heim est employée comme boisson pendant les
» repas, seule ou mêlée avec le vin : elle est plus
» agréable que l'eau de Seltz, qu'elle remplace par-
» faitement au point de vue digestif : son succès
» dans certaines affections d'estomac la destine à
» une faveur méritée dans un avenir prochain. »

Après tant de témoignages on a lieu de s'étonner
que l'eau de Schwalheim, dont on fait actuellement
une si grande consommation en Allemagne, ne soit
pas encore connue et appréciée à Paris.

On croit donc rendre un service à la thérapeutique en appelant l'attention des médecins français

(1) Kritter, 1820.

(2) Wurtzer, *Les eaux minérales de Schwalheim analysées
dans leurs qualités physiques et chimiques, et appréciées dans
leur valeur thérapeutique.* Leipsick, 1821.

(3) Bodé, 1853.

(4) Rotureau, *Étude sur les eaux minérales de Nauheim.* Paris,
1856.

sur la valeur de cette eau minérale, et en publiant les analyses qu'en ont faites tout récemment le célèbre professeur de Giessen, J. Liebig, et les habiles chimistes de Paris, MM. Mialhe et O. Henry.

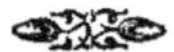

Analyse de M. Liebig.

Eau. . . . . . 1000 grammes.

		gr.
Acide carbonique libre		2,4100
Bicarbonates { de chaux		0,7188
de magnésie.		0,0750
de protoxyde de fer .		0,0124
Sulfate de soude		0,0720
Chlorure de sodium		1,3020
— de magnésium		0,1180
Silice		0,1180
Bromure.		traces.
Eau pure, 995,1746.		4,8254

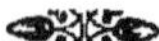

Analyse de MM. Mialhe et O. Henry.

Eau. . . . . . .   1000 grammes.

gr.

Acide carbonique libre.	2,3200
Bicarbonate de chaux	0,6540
— de magnésie	0,2140
— de soude	0,0560
— de protoxyde de fer . . .	0,0083
Sulfate de soude.. . . . . . . } — de chaux . . . . }	0,1880
Chlorure de sodium . . . . } — de potassium . . . }	1,3280
— de magnésium	0,1100
Iodure. . . . . } Bromure. . . . . }	très manifestes.
Silice . . . . Alumine. . . . . Phosphate. } sensibles . . Lithine . . } Matière organique azotée. .	0,0590
Eau pure, 995,0627	4,9373

Principes minéralisateurs fixes et volatils.

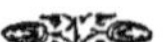

Il résulte de ces analyses que, de toutes les eaux naturelles minérales d'Allemagne et de France, la source de Schwalheim est celle qui contient le plus de gaz acide carbonique ; et qu'en raison de la quantité d'acide carbonique et de la proportion modérée des principes minéralisateurs, elle doit tenir la première place dans la classe des eaux naturelles acidules gazeuses.

Sa température, hiver comme été, est de 8 degrés Réaumur, 10 degrés centigrades : son poids spécifique est de 1,0022.

L'eau jaillit parfaitement limpide : sa surface est agitée par l'ascension continuelle de petites bulles de gaz qui viennent s'y épanouir et produire l'image d'une pluie fine et abondante. A des intervalles assez rapprochés, de grosses bulles montent en bouillonnant et révèlent la quantité considérable de gaz acide carbonique qui y est contenue.

La richesse de cette source est si grande, que, malgré un envoi de plus de 300,000 cruchons à l'étranger et la consommation journalière faite par les habitants d'alentour et les baigneurs, elle ne peut être utilisée tout entière et va, sans aucun profit, se perdre pour la plus grande partie dans la rivière de la Wetter.

Prise en boisson, elle ranime l'organisme, fortifie la digestion, excite doucement l'activité des sécrétions urinaires, de telle sorte que, dans les villages voisins où l'on s'en sert constamment, il ne s'est pas, de mémoire d'homme, présenté d'épidémie de dysentérie ou de choléra, ni rencontré un seul cas de maladie ou de calcul de la vessie.

L'observation clinique a sanctionné ces résultats d'expérience pratique en constatant l'efficacité de cette eau dans la gravelle, les affections chroniques des voies urinaires, et surtout dans les maladies des organes digestifs, telles que inertie de l'estomac et des intestins, gastralgie, dyspepsie, pyrosis, engorgement de l'appareil biliaire, etc.

Par la douce et heureuse compensation des principes minéralisateurs, l'eau de Schwalheim convient dans tous les cas de convalescence, de débilité, de diathèse chlorotique et lymphatique : sans jamais fatiguer l'organisme, elle peut à la longue déterminer de puissants effets, et contribuer à rétablir l'équilibre d'alcalinité nécessaire à l'intégrité des principales fonctions de l'économie, équilibre qui tend sans cesse à se détruire chez la plupart des habitants des villes par le défaut d'air, d'exercice, de transpiration, et par l'usage presque exclusif d'aliments trop animalisés.

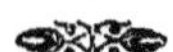

Mais, en outre de *ses propriétés thérapeutiques incontestables*, l'eau de Schwalheim se recommande surtout comme boisson de table et de luxe, boisson qui, par son goût agréable, par sa saveur et son piquant naturel, est bien supérieure à toutes les eaux minérales naturelles du même genre, soit en Allemagne, soit en France.

Elle doit être nécessairement préférée à l'eau de Seltz naturelle, parce qu'elle contient moins de chlorure de sodium et beaucoup plus d'acide carbonique.

Elle l'emporte, sans aucune comparaison possible, sur l'eau de Bussang, parce qu'elle est infiniment plus gazeuse et plus acidule, et parce que, en raison de l'excès d'acide carbonique, elle conserve parfaitement solubles les principes ferrugineux qui, dans l'eau de Bussang, tendent sans cesse à se décomposer et à se précipiter.

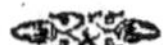

Or, si l'eau de Schwalheim est supérieure aux meilleures sources naturelles acidules gazeuses, combien ne l'est-elle pas davantage aux eaux artificielles.

Qui ne sait que les propriétés physiques et chimiques de ces eaux sont toutes différentes, que leur fabrication présente des difficultés toujours nouvelles, et qu'à l'incertitude de connaître exactement la nature et la quantité des éléments qui se trouvent dans les eaux naturelles se joint presque toujours l'impossibilité de reproduire fidèlement dans les eaux artificielles les éléments connus? Quel est l'habile chimiste qui pourrait sans cesse préparer le même produit parfaitement identique? Tandis que dans la nature on voit, depuis des siècles, même constance dans les phénomènes qui président à la formation des eaux minérales, même volume de la source, même composition des éléments minéralisateurs, même dégagement de gaz, même température.

Si, dans le cas spécial des eaux acidules gazeuses, on se rappelle que la difficulté d'introduire les sels minéraux (qui, autant que l'acide carbonique, constituent l'efficacité des eaux naturelles) en proportion convenable dans les eaux factices, les a fait complétement rejeter, et employer uniquement l'acide carbonique plus ou moins pur, on comprendra facilement que, dans un avenir prochain, les eaux artificielles seront complétement exclues de la thérapeutique.

L'eau de Schwalheim est éminemment rafraîchissante : en même temps qu'elle désaltère puissamment, elle fait naître un sentiment extraordinaire de force et d'animation. Avidement recherchée par tous les habitants d'alentour, qui la boivent pure ou mêlée au vin, à la bière, au cidre, au lait, aux sirops, etc., elle constitue également pour les gourmets de Francfort, Mayence, Cassel, etc., une boisson aussi agréable que salutaire.

Sa facile digestion permet d'en faire un usage habituel et même une grande consommation journalière sans en être incommodé.

Sa basse température, qui, en hiver comme en été, est toujours de 8 degrés Réaumur = 10 degrés centigrades, est extrêmement favorable à maintenir la dissolution des gaz et à empêcher leur évaporation : de sorte que l'eau de Schwalheim présente le précieux avantage de rester pendant vingt-quatre heures exposée à l'air libre sans presque rien perdre de sa force et de sa saveur, et que, renfermée dans des cruchons hermétiquement bouchés, elle se conserve sans se décomposer pendant des années entières ; c'est ainsi qu'elle a pu être rapportée de voyages aux Indes et au cap de Bonne-Espérance, aussi gazeuse et aussi agréable qu'au sortir de la source.

Ces documents sur les propriétés physiques et chimiques de l'eau de Schwalheim, appuyés de l'autorité des savants et des chimistes qui ont été cités, seront certainement pris en considération par les médecins français, et, sous leur habile direction, cette eau minérale ne tardera pas à rendre en France les mêmes services que ceux signalés depuis longtemps en Allemagne.